CB137295

A REORGANIZAÇÃO MENTAL DO IDOSO

A REORGANIZAÇÃO MENTAL DO IDOSO

Aline Souza Costa

ISIS

© Publicado em 2020 pela Editora Isis.

Revisão de textos: Rosemarie Giudilli
Capa e diagramação: Décio Lopes

Dados de Catalogação da Publicação

Costa, Aline Souza

A reorganização mental do idoso / Aline Souza Costa | 1ª edição | São Paulo, SP | Editora Isis, 2020.

ISBN: 978-65-5793-007-6

1. Mandala 2. Saúde I. Título.

Proibida a reprodução total ou parcial desta obra, de qualquer forma ou por qualquer meio seja eletrônico ou mecânico, inclusive por meio de processos xerográficos, incluindo ainda o uso da internet sem a permissão expressa da Editora Isis, na pessoa de seu editor (Lei nº 9.610, de 19.02.1998).

Direitos exclusivos reservados para Editora Isis.

EDITORA ISIS LTDA
www.editoraisis.com.br
contato@editoraisis.com.br

EDITORA AFILIADA

AGRADECIMENTOS

Gratidão imensa ao universo pela oportunidade de realizar a pesquisa e escrever este livro.

Gratidão pelos amigos especiais que tanto contribuíram para este trabalho: Sandra Cristina Boschetti, Alex Nunes e Willian Silva, também arteterapeuta, orientador e supervisor.

Gratidão pela equipe do Ijep ao fazer parte da minha formação profissional como terapeuta e arteterapeuta junguiana.

Gratidão!

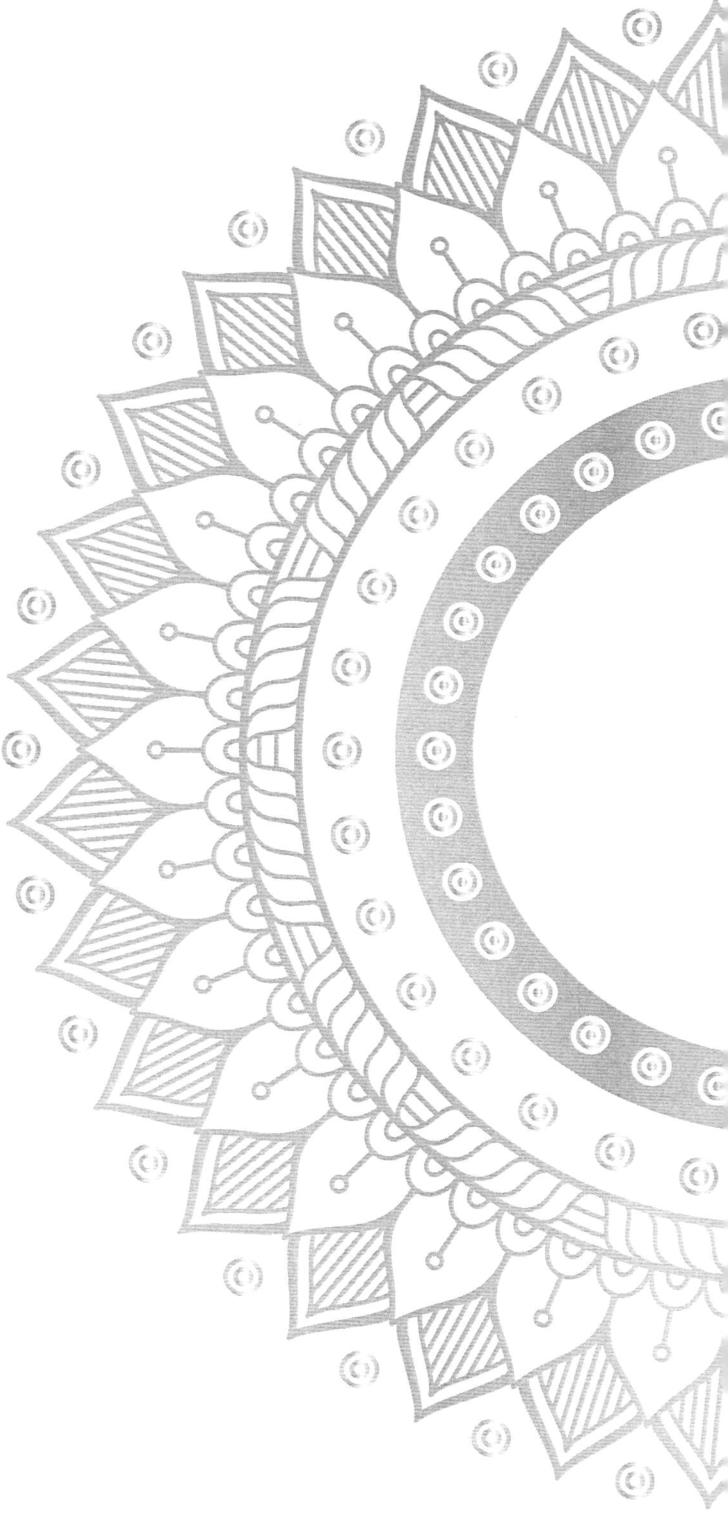

SUMÁRIO

Introdução 9

Capítulo 1. Fundamentos da psicologia analítica 15

Capítulo 2. Os mandalas como símbolo da totalidade 25

Capítulo 3. Análise da confecção de mandalas como ferramenta para reorganização mental do idoso 43

Conclusão 59

Mandalas 67

Referências bibliográficas 75

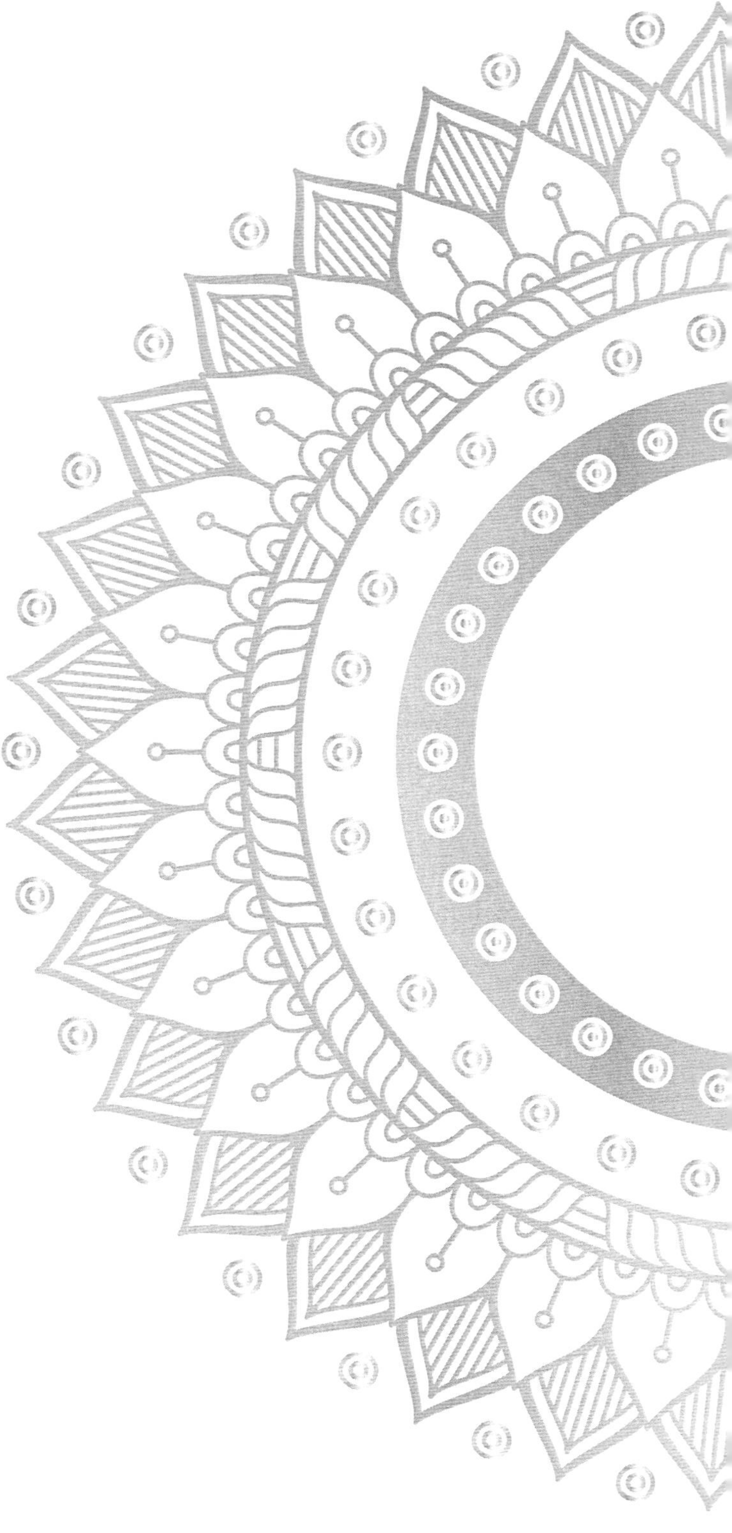

INTRODUÇÃO

"A confecção de mandalas e a organização mental do idoso" estão baseadas em conceitos da psicologia analítica desenvolvida por Carl Gustav Jung.

Nos atendimentos que realizo em residenciais para idosos foi possível observar o alto índice de idosos com certa desorganização mental reconhecida quando o idoso apresenta, por exemplo, confusão temporal ao perguntar o dia da semana ou até o ano, ao falar que vai jantar sendo que ainda é manhã; confusão espacial quando não reconhece onde está e fala que vai para casa ou quando fala de pessoas mortas como se estivessem vivas, vivendo um tempo passado. Além desses episódios, a presença de demência e Alzheimer diagnosticados anteriormente mostram contribuir para essa desorganização.

A partir dessas manifestações, famílias buscam na psiquiatria e/ou neurologia diagnósticos e tratamentos medicamentosos tentando amenizar sintomas, sem conhecimento para considerar a importância e o benefício que o processo criativo permite. Percebo que poucos têm o hábito de oferecer ao idoso a oportunidade de ser envolvido pelo fazer artístico. Pensando no fazer artístico, nos símbolos e o que a psicologia analítica traz a respeito dos mandalas ao possibilitar o contato com sentimentos, emoções, conteúdos inconscientes e integrá-los à consciência, torna possíveis a organização mental do idoso ao confeccionar mandalas.

Compreender os efeitos da confecção de mandalas por idosos pode ser imprescindível para o contexto social. Famílias e profissionais que lidam com esse público podem buscar nos mandalas uma ferramenta para a reorganização, assim também no meu trabalho busco esse recurso para favorecer a reorganização dos idosos. Com o idoso mais organizado a rotina de um lar ou mesmo residenciais para idosos pode tornar-se mais tranquila e organizada, se dispondo de tempo para fazer outras atividades que também os favoreçam, como trabalhos manuais, ouvir música e histórias etc. A confecção de mandalas pode oportunizar a reorganização das emoções do momento ou da própria história de vida.

Popularmente, os mandalas têm poder auto curativo, promovem criatividade e leveza para quem cria, como decoração harmonizam o ambiente e facilitam a meditação. Esse livro irá trazer conceitos da Psicologia Analítica que fundamentam o estudo dos mandalas e a reorganização mental do idoso.

Jung (2013b) ensina que a psicologia ocidental avançou quando afirmou a existência de uma camada do inconsciente comum, com temas mitológicos no centro, como essência do inconsciente coletivo. Dados esses conhecimentos psicológicos e da ioga, o autor nomeia o círculo, símbolo central, de mandala. Ele explica que dois caminhos levaram a ciência chegar a essa semelhança. O primeiro refere-se ao recorte histórico, pois é possível observar que desde a Idade Média o círculo é usado para simbolizar o princípio central, assim também a quaternidade. O segundo caminho é a via da psicologia empírica, em que aparecem mandalas desenhadas espontaneamente por pacientes que se encontram em tratamento psíquico, quando sonham ou para compensar a desordem psíquica.

Neste estudo, a organização dos capítulos deu-se da seguinte maneira: no primeiro capítulo "Fundamentos da Psicologia Analítica" serão contextualizados conceitos de: psique, inconsciente pessoal, inconsciente coletivo, consciência, arquétipos e símbolos.

No segundo capítulo "Os Mandalas como símbolo da totalidade" farei uma análise dos mandalas que possibilitam o acesso ao inconsciente e permitem ao indivíduo integrar a consciência e organizar-se mentalmente.

No terceiro capítulo "Análise da confecção de Mandalas como ferramenta para reorganização mental do idoso", irei contextualizar o idoso e algumas desorganizações mentais, bem como os possíveis efeitos da confecção de mandalas.

CAPÍTULO 1

FUNDAMENTOS DA PSICOLOGIA ANALÍTICA

Carl Gustav Jung (2014) elaborou a Psicologia Analítica a partir de sua descrição humana, em uma abordagem fenomenológica partindo de ocorrências, eventos e experiências próprias. Estudou a compreensão consciente do indivíduo incluindo os pontos fortes e as limitações a partir de sua realidade. Elaborou o conceito do processo de individuação que leva a uma experiência total de integridade em busca do Self, como centro organizador da psique.

> Nesta psicologia prática, não se trata de alma humana universal, mas de homens e mulheres individualizados, cada qual com uma variedade de problemas que os afligem diretamente. Uma psicologia que satisfaz unicamente ao intelecto jamais é praticável; pois o intelecto por si só nunca será capaz de abranger a totalidade da alma. Quer queiramos, quer não, mais cedo ou mais tarde o fator cosmo visão terá que ser levado em conta, porque a alma está em busca de expressão de sua totalidade.
>
> (JUNG, 2014, p. 132)

Para Jung (2013a, p. 35)

"Do mesmo modo que o indivíduo não é apenas um ser singular e separado, mas também um ser social, a psique humana também não é algo isolado e totalmente individual, mas um fenômeno coletivo".

Torna-se possível compreender que a psique envolve todos os pensamentos, sentimentos e comportamentos do indivíduo, tanto os que compõem a consciência, ego e persona, o inconsciente pessoal sombra e complexos; e o coletivo com os arquétipos e instintos.

A consciência é considerada um estado de entendimento de acontecimentos que o indivíduo consegue lidar no momento, é formada de maneira gradativa na relação de fatos psíquicos com o ego e ao mesmo tempo surge da inconsciência.

Para Jung (2014), temos o inconsciente pessoal considerado uma aquisição pessoal, com elementos que já foram conscientes e que no momento não foram possíveis se relacionar, ou que não passaram pelo limiar da consciência, exemplo as imagens ou sons que não percebemos conscientemente, mas são registrados.

A maior parte consiste em complexos, sendo esquecidos e reprimidos no inconsciente. Já o inconsciente coletivo é uma camada mais profunda, na base da alma em uma estrutura de funcionar comum, universal, com formas arcaicas e primordiais.

Essa parte da psique diferencia-se do inconsciente pessoal por não ter experiência pessoal, nunca passaram pela consciência, existe, sendo constituído essencialmente de arquétipos.

A imagem arquetípica se modifica através da percepção e conscientização do indivíduo, é uma dimensão que dá significado à vida psíquica e pode possibilitar a evolução psicológica. O arquétipo é um mistério até que se entre em contato com a imagem arquetípica.

Para Jung (2014), o arquétipo é uma forma sem conteúdo, sem imagem preenchida. Todos herdam arquétipos básicos sem dados que a partir de experiências de vida irão receber significações e conteúdos que darão forma às imagens arquetípicas, por exemplo: arquétipo de Deus, pai e mãe, que ao serem vividos ganham vida, sentido, emoção, sentimento, enfim, o significado se completa e a razão não explica.

Acrescenta Jung (2014) que o contato com o arquétipo pode dar-se através do símbolo, que integra o desconhecido entre o inconsciente pessoal, coletivo e a consciência, em um processo de desenvolvimento psíquico que pode promover transformação ou resolução de situações em desequilíbrio.

Em outra obra, Jung (2008) traz que uma palavra ou imagem é simbólica quando o significado vai além do objeto, com um aspecto inconsciente fora do alcance da razão, algo para se reconhecer e não definir, que tem sentido e emoção.

As manifestações arquetípicas expressam algo desconhecido em uma linguagem do inconsciente, tornando esse material possivelmente consciente.

É importante citar a obra

Para Hopcke (2012) no "Guia para a obra completa de Jung", experimentar a vida simbolicamente é viver de uma maneira não literal, tornando-se possível refletir, nos aproximarmos do que somos e do que fazemos nos oportunizando o autoconhecimento. Com a ampliação simbólica, as imagens emanadas pelo Self potencializam a transformação e a reorganização de conteúdos internos.

Segundo Carneiro (2012), o Self orienta e regula a psique fazendo com que a libido forme símbolos legítimos que trazem mensagens e agentes de cura.

Tudo pode assumir um significado simbólico, como objetos naturais, os fabricados pelo homem ou formas abstratas, assevera Jaffé (2008). O símbolo traz a expressão do homem na religião e nas artes visuais, como encontramos nas esculturas, pinturas e danças, por exemplo.

Quanto ao símbolo do círculo, que irei abordar mais detalhadamente no próximo capítulo, Franz (2008) ensina que a contemplação de um mandala favorece a meditação profunda, trazendo paz interior, sensação de ordem e significado.

Na simbologia do círculo, foi possível reunir vários de seus símbolos.

Segundo Chevalier; Gheerbrant (2012), entende-se que o círculo, como o desenvolvimento do ponto central e suas manifestações, possui em sua simbologia a perfeição e a homogeneidade, sem qualquer distinção ou divisão, seu movimento é perfeito, sem começo nem fim, simbolizando também o tempo. O círculo é um símbolo de proteção. O céu também se torna símbolo do mundo espiritual, invisível e transcendente.

Nesse contexto, o círculo pode simbolizar o céu cósmico em suas relações com a terra, juntando-se aos símbolos da divindade sobre a criação, com o poder de produzir, regular e ordenar a vida. O ponto simboliza perfeições ocultas e a partir dele temos o círculo, que pode simbolizar o mundo, a manifestação universal do Ser único e não manifestado.

Em termos da filosofia e misticismo, ao se afastar do centro, tudo se divide e se multiplica. O círculo tem um alcance social e místico ao mesmo tempo, no centro todos os raios encontram-se em única unidade com todas as linhas retas, no centro a unidade é perfeita e quanto mais se afastam aumentam a diferença entre elas.

Os mesmos autores dizem que no zen-budismo as etapas do aperfeiçoamento interior e harmonia do espírito são simbolizadas nos desenhos que encontramos de círculos concêntricos.

Nos diz também que Henri Suso, dentre outros autores, comparam o centro do círculo a Deus e à criação. A forma círculo, combinada com a do quadrado, traz a ideia de movimento, pode ser interpretada pelo psiquismo humano, em que o homem se situa no momento e percebe o si mesmo.

Para os indígenas, o círculo traz as fases da lua e o tempo do ano. Na arte mulçumana, o arco do quadrado traz o movimento, mudança, de novo equilíbrio, simbolizando um nível de vida superior ou o aspirando, a passagem do herói. Para os cabalistas, o círculo inscrito em um quadrado representa a centelha do fogo divino oculta na matéria, animando-a com o fogo da vida.

Na iconografia cristã o círculo simboliza a eternidade. Diante de tantos símbolos:

"Quando muitos valores simbólicos estão em conflito, o valor escolhido revela a importância privilegiada que lhe é atribuída; embora nem por isso o valor eclipsado nesse caso especial deixe de existir com menos força."

(CHEVALIER; Gheerbrant 2012 p.254)

No próximo capítulo "Os Mandalas como símbolo da totalidade" farei uma análise dos mandalas que acessam o inconsciente e permitem ao indivíduo integrar à consciência e organizar-se mentalmente.

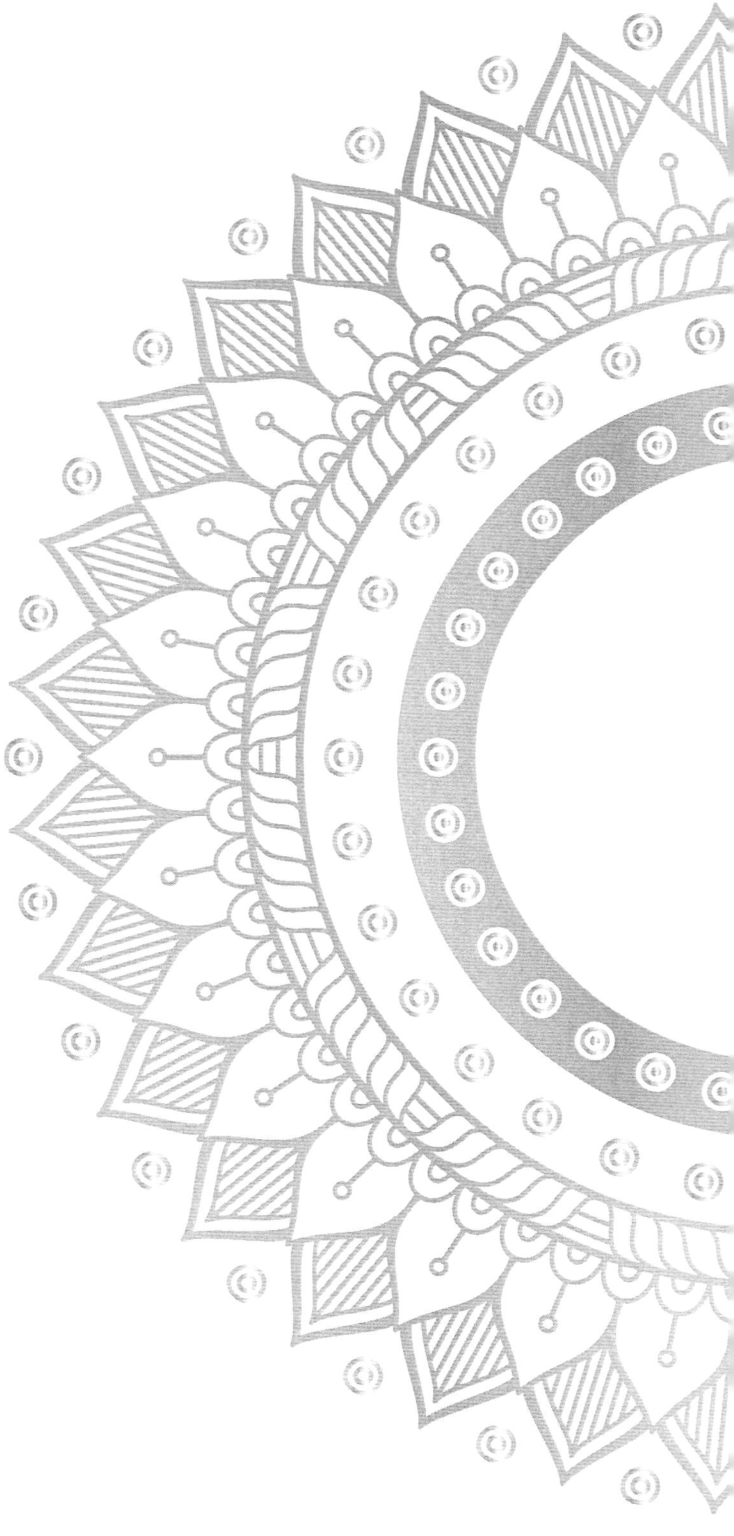

CAPÍTULO 2

OS MANDALAS COMO SÍMBOLO DA TOTALIDADE

O contato com mandalas pode aproximar o indivíduo de sua totalidade, daquilo que tem de primitivo, tornando-se indiviso e integrado.

Mandala significa círculo, no sentido habitual da palavra. São imagens circulares desenhadas, pintadas, ou dançadas em costumes religiosos e na psicologia ao aparecer espontaneamente em sonhos, em certos estados conflitivos e na esquizofrenia. O mandala também é atribuído como instrumento de culto que favorece a meditação e a concentração como no budismo tibetano. A imagem circular, através de um ponto central tudo é ordenado, como uma tentativa de autocura da natureza, que não surge de reflexão, mas do instinto, um arquétipo apesar de todas diferenças externas. 'A quadratura do círculo' é um dos numerosos temas arquetípicos que estão à base da configuração de nossos sonhos e fantasias. Distingue-se, porém, de todos os outros pelo fato de ser um dos mais importantes, do ponto de vista funcional. Podemos designá-lo como o *arquétipo da totalidade*. (Jung, 2014, p.394)

Sabendo dessas configurações do mandala, torna-se possível pensar nos benefícios que esse símbolo pode proporcionar na psique do indivíduo. Símbolo que pode ordenar e levar à autocura, com um movimento interno ao sermos levados ao seu centro, explorando camadas e níveis mais profundos.

O símbolo é sentido, o que permite permear a sabedoria sendo capaz de compreender o que está oculto.

Tem a tendência de nos centrar, por isso muitas pessoas o utilizam como instrumento de meditação[1], aprimoramento espiritual e relaxamento, o que veremos mais detalhadamente adiante.

O mandala, segundo Jung (2014), é uma palavra masculina devido a seu idioma de origem, sânscrito, um idioma usado na Índia e que significa perfeito.

---

1. A palavra "meditátio" é usada quando ocorre um diálogo interior com alguém invisível que tanto pode ser Deus, quando invocado, como a própria pessoa ou seu anjo benigno. Este diálogo interior é familiar ao psicólogo – por constituir uma parte essencial da técnica do diálogo com o inconsciente. /.../ O conceito de meditação no "dictum" (dito) hermético: "E como todas as coisas vêm do Uno, através da meditação do Uno" deve ser entendido na acepção alquímica de um diálogo criativo mediante o qual as coisas passam de um estado potencial inconsciente para um estado manifesto. (JUNG, 2012a, p. 293)

Jung (2007) denominou o mandala de círculo mágico, símbolo da integridade. O círculo por si só exprime e estimula o caminho para o centro, onde se percebe um ponto que, às vezes, apresenta movimento fluido como se o centro fosse vivo, uma interiorização.

De acordo com Silveira (2015), o mandala exerce influência sobre o indivíduo desde suas origens quando há muitos anos fazia rituais que prevalecia o círculo como a dança circular, as pinturas nas cavernas e a arte nos vitrais das grandes catedrais. Para ela, as formas circulares são as imagens que mais fortemente sugerem ordenação, e que por Platão foi designada a mais perfeita das formas exercendo seu domínio mágico.

Para Jaffé (2008), não importa onde o círculo esteja presente, ele é a totalização, um aspecto mais importante da vida. Nas artes plásticas da Índia e do extremo Oriente, o círculo de quatro ou de oito raios é o padrão e serve para a meditação.

No lamaísmo mandalas ordenadas representam o cosmos em sua relação com os poderes divinos. O círculo abstrato na pintura zen representa esclarecimento, iluminação e simboliza a perfeição humana.

Na arte cristã europeia, as rosáceas das catedrais representam o *Self* do homem transposto a um plano cósmico. Na arte os círculos são chamados de "rodas solares". A experiência da imagem arquetípica é o mais importante.

Muitas cidades medievais tiveram sua arquitetura feita sobre uma planta baixa de um mandala, uma imagem ordenada do cosmos, um lugar sagrado ligado pelo seu centro ao "outro" mundo; é projetado no mundo o inconsciente humano através dessa imagem arquetípica.

Conta-nos Jung (2012a) que teve a oportunidade de conversar com um lamaísta sobre mandalas, que disse que nenhum mandala é igual ao outro, sendo individualmente diferentes. Que o verdadeiro mandala é construído aos poucos, em períodos de desequilíbrio e difícil, é sempre uma imagem interior, vinda através da imaginação ativa.[2] Para o alcance da totalidade, designado pelo autor de "si mesmo", o que engloba tanto a consciência quanto a inconsciência, surgem símbolos que ele se refere diretamente relacionados com a tomada de consciência do novo centro, o que chama de simbólica do mandala.

Esses mandalas utilizados na Índia e Tibete para concentração e autoconhecimento são bonitos, ricos de simbolismo, com as cores que representam os pontos cardeais, assim também as funções psicológicas e as

---

2. Entende-se por imaginação ativa uma técnica que envolve a interação com uma imagem enviada pelo inconsciente e que personifica um aspecto da psique, sendo importante promover um diálogo interno.

formas sagradas de um templo que levam a um centro sagrado de isolamento acessível quando entra em meditação profunda. (Carneiro, 2012)

Em relação às funções psicológicas citadas por Carneiro, no parágrafo anterior, Jung (2012a) ensina que no círculo a função mais diferente é aquela que consiste no eu que está sempre ligada a uma função auxiliar; é projetada no não ego, a função inferior do lado inconsciente, que também se liga a uma função auxiliar. Ele observa as representações das quatro funções como partes da personalidade total, inclusive o inconsciente. A totalidade não é o eu, mas o Si-mesmo, e o centro marcado no círculo é conhecida como natureza de Deus.

Para Catarina (2011), o mandala tem a mesma disposição de elementos em qualquer lugar do mundo, que se encontram no centro em forma de círculos ou polígonos, cruz ou círculo de flores que representam aspectos psíquicos em movimento. Os mandalas são os símbolos mais antigos da humanidade e simbolizam a divindade. É a nossa verdade interior que ao ser trabalhada com o mandala pode acessar questões de uma vida, possíveis traumas que foram registrados desde o ventre materno. Podemos nos conectar com nossa essência, trabalhando com mágoas, ressentimentos, raivas, enfim, com aquelas questões que nos bloqueiam. Para a autora, o mandala é a materialização dessas questões inconscientes, pode ser uma técnica auxiliar terapêutica, como um caminho lúdico, suave e leve para tratar de emoções que talvez estejam adormecidos nas profundezas do inconsciente. Revela quem somos naquele momento que desenhamos o mandala. Traz as nossas verdades de dentro da psique, a ponto de se conhecer.

Silveira (2015) corrobora a citação de Jung, pois que os mandalas têm estrutura matemática, e por serem os números os mais primitivos elementos de ordem da mente humana, em regra os mandalas são quaternidades ou seus múltiplos que exprimem e criam ordem.

Pode-se assim explorar o quadrado que se coloca à disposição do círculo, porém limitado ao tempo e espaço. Está ligado ao número quatro que simboliza o mundo estável, do mesmo modo as quatro estações do ano, quatro fases da lua, quatro pontos cardeais, quatro braços da cruz que formam quatro ângulos retos. O quadrado exprime a tomada de consciência da integridade transmitida pelo círculo. A essas formas soma-se o triângulo, como nos Yantras; trata-se de formas que além das linhas, pontos, círculos, quadrados e triângulos apresentam há flores de lótus. Esse instrumento de meditação simboliza Shiva, Bramah e Vishinu, a fonte de toda a criação, imensa fonte de energia e que eleva a consciência.

Essa mesma estrutura encontrada nos Yantras, segundo Dahlke (2007), pode ser vista na arte Islã, assim também nos portais das catedrais e rosáceas que no círculo expressa o infinito e no quadrado o finito. Trata das igrejas antigas repletas de símbolos alquímicos e astrológicos em suas catedrais. Rosáceas góticas que revelam movimento ao redor do centro em repouso, aquelas construídas com base na chave de doze, os doze signos zodiacais, quatro evangelistas, cruz fixa do zodíaco (leão, águia, anjo e touro) e os quatro elementos da antiguidade (fogo, água, ar e terra) são exemplos dos símbolos dos doze, trazendo conhecimento antigo que mostra a unidade dentro da multiplicidade. O autor salienta que para cada elemento há um símbolo, o ponto akasha, o círculo para o elemento ar, o triângulo para o fogo, meia-lua crescente, a água e o quadrado para a terra. Todas originam a totalidade da criação.

Jung (2015) aborda o reconhecimento da quadratura do círculo que pertence à esfera alquímica por meio do sonho de um cliente. Nesse caso, o círculo apresentou-se como símbolo da individuação, em que o autor explica que a personalidade total se revelou pelos quatro pontos cardeais, pelas quatro funções que orientam o espaço psíquico e pelo círculo com a totalidade. Assim, o cliente mergulha nos processos inconscientes resultando na função transcendente, considerada o caminho para a transformação após o confronto do consciente e inconsciente, que nasce da união dos opostos. No sonho de um cliente aparece o símbolo do círculo representado por um relógio, que mede o tempo como um material terrestre e que é simbolizado pelo quadrado, formando a união de eternidade e material terrestre, círculo e quadrado.

Explorando o número quatro, Jung (2012b) salienta que observou em sonhos a aparição do quatro inúmeras vezes e de maneira inconsciente, que quando personificado pela anima, o símbolo da quaternidade provém dela. Segundo o autor, o quatérnio /.../ "os simboliza a eles mesmos, ou melhor, a algo dentro deles mesmos." (Jung, 2012b p. 77). A quaternidade ou círculo quadrado aparece em alguns mandalas, como representação de um Deus interior que se manifesta na criação. Para ele, os mandalas exprimem atitude que pode ser denominada de "religiosa", uma relação com o valor supremo ou mais poderoso, um valor psíquico avassalador.

Ao se pensar na criação, o mandala enquanto representação de perfeição, pelo sagrado ali inserido, traz a capacidade de centrar-se, é um modelo que se manifesta no sistema solar, na terra, nas células, unidades presentes em tudo que é vivo. Visualiza-se nas plantas, frutas, legumes, corpo humano, flores, ondas sonoras, teias de aranha, como se algo vivo estivesse ali nos preenchendo como fonte de vida.

Os mandalas são sugeridos pela fantasia e surgem espontaneamente, assegura Jung (2014). Por meio do próprio estudo, percebeu que foram desenhados, pintados, esculpidos na pedra, sonhados e construídos antes que seus pacientes e outros os descobrissem, percebendo a eficácia desse arquétipo. Mencionou o mandala somente em 1929, para se certificar dos benefícios a preencher uma lacuna que percebe na apresentação de métodos terapêuticos. Representam transformações sentidas no íntimo, percebidas pelo que o autor chama de "olho interior" e podendo ser expressas. Enquanto se pinta, o inconsciente toma conta, até mesmo contrariando o consciente. O tema básico do mandala é o centro da personalidade, da alma, com o qual tudo se relaciona e que ordena todas as coisas. Quando o mandala aparece espontaneamente é possível aprofundar e favorecer o indivíduo na investigação psicológica. No caso de desorientação ou dissociação psíquica a ordem rigorosa de tal imagem circular compensa a desordem através de um ponto central. Trata-se de uma tentativa de autocura da natureza. Com a sensibilidade é possível intuir o sentido que o autor tenta expressar, trata-se de yantras, no sentido indiano, instrumento de concentração e realização de uma experiência interior ao mergulhar em si mesmo.

Chevalier; Gheerbrant, (2012) contribuem ao trazer que os mandalas são literalmente um círculo, capaz de levar à iluminação a quem o contempla. O mandala é determinação, orientação, espaço sagrado central. É a imagem e o motor da ascensão espiritual com a interiorização da vida e com concentração do múltiplo no uno, o eu reintegrado ao todo, o todo reintegrado no eu. Possui o benefício da ordem psíquica, e no caso de não a ter, poder restabelecê-la.

Pode-se pensar que o mandala concentra e integra o múltiplo (quadrado, matéria, *ego*) no uno, *Self,* o que é único, a totalidade, em um círculo sagrado.

Entende-se que há um efeito terapêutico na confecção de mandalas, podendo ser vivenciado conforme necessidade interna; essa experiência interior pode dar-se com a união de conteúdos a serviço do inconsciente na busca do equilíbrio, considerando que o símbolo integra o desconhecido entre o inconsciente pessoal, coletivo e a consciência. O círculo como símbolo mandala carrega um significado interno que havendo uma compreensão pode-se chegar à transformação.

O mandala pode ser um meio de manter vivo o eixo de comunicação entre consciente e inconsciente, ou seja, ego e *Self*. Compreende-se que lidar com mandalas proporciona concentração, mobiliza energias psíquicas e mantém contato com o mundo interno, às vezes, com sentimento de paz, vazio, ansiedade, frustração, enfim, um caminho que não utiliza a verbalização, preocupando-se apenas com as imagens.

As imagens dos mandalas, para Jung (2014), têm efeito terapêutico, surgem com a tentativa de ver e reunir os opostos, as polaridades aparentemente impossíveis de se integrar no miliar da consciência. Essa tentativa tem efeito curativo ao ser realizada espontaneamente. No caso de uma reprodução de mandala não teria o efeito curador esperado.

É via de acesso para refletir o inconsciente envolvendo os registros que precisam ser manifestados, ouvidos e sentidos, possibilitando uma descarga de tensão nesse símbolo que se torna pessoal e que revela quem somos ou como estamos em determinado momento. Harmoniza e desperta o inconsciente. Diante do caos, o contato com mandalas, diretamente no centro, opera certa ordem.

De acordo com Kast (2013), o círculo simboliza o *Self*, o englobamento em uma personalidade mais universal, e há a união dos opostos. A criação dessas figuras de mandalas é expressão de um processo de centramento psíquico. A pintura de um mandala restabeleceria a coerência do complexo do *ego*, na medida que o eixo *ego* / *Self* pode ser vivenciado.

Ao relatar o caso clínico de Carlos, o tema mítico do Deus sol, Silveira (2015) elucida que o mandala aparece nas produções marcando as etapas evolutivas e ordenadoras da *psique*. Para a autora, as formas circulares são as imagens que mais fortemente sugerem ordenação, têm intensas forças instintivas com a função de compensar a desordem psíquica. "Essas forças, expressas no mandala, ligam e submetem os poderes sem lei pertencentes ao mundo da escuridão e configuram ou criam uma ordem que transforma o caos em cosmos". (Silveira, 2015, p.62). Para a autora, será sempre útil estudar cada mandala com atenção, pois pode trazer indicações clínicas importantes nessas configurações. Naquelas harmoniosas e complexas denota-se intensa mobilização de forças autocurativas para compensar a desordem interna.

O mandala, assim também outras obras artísticas, são ferramentas projetivas que permitem ao autor apresentar conteúdos inconscientes sem acesso direto.

Em seus estudos, Jung (2007) traz a flor de ouro como um símbolo mandálico que encontrou em desenhos de pacientes, surgindo do inconsciente através das fantasias e da vida vivida plenamente, na própria essência do indivíduo. É desenhada geometricamente ordenada tal qual uma flor crescendo da planta, em um processo alquímico de purificação, a escuridão gerando a luz. Para o oriente o símbolo mandálico é expressão e atuação, reforça a atitude de devoção à vida.

O desenho mandálico mais antigo que conheço é a 'roda do sol' paleolítica, recentemente descoberta na Rodésia. Ela também se baseia no número quatro. Sinais que remontam a uma tal antiguidade da história humana repousam, naturalmente, nas camadas mais profundas do inconsciente e são captados lá, onde a linguagem consciente se revela de uma impotência total. Tais realidades não devem servir de campo para a imaginação, mas sim crescer novamente das profundezas obscuras do esquecimento, a fim de expressar os pressentimentos extremos da consciência, e a intuição mais alta do espírito: assim se funde a unicidade da consciência presente com o passado originário da vida. (Jung 2007, p. 44)

O mandala deixa de ser apenas expressão e passa para aquele que o faz uma ação favorável, um refúgio para os que se encontram desorganizados, em busca de proteção, do sagrado e, ao mesmo tempo, do que é único e faz parte da totalidade. É uma forma de manter viva a comunicação entre inconsciente e consciente, restaurando e organizando a psique.

De acordo com Dahlke (2007), o mandala existe em essência, além do tempo e espaço, como tudo começou, em uma grande explosão, que em sua imagem de explosão representa um mandala. Todas com um ponto central uno, onde se reconciliam os opostos e a polaridade é anulada, seu essencial foge do entendimento. Para o autor, esse símbolo relativo à unidade no ocidente, onde se criou uma forma de expressar os mandalas com as rosáceas góticas, ao reunir luz, cor e forma na unidade, desapareceu da arte por algum tempo, além do contato com o sagrado, dando espaço ao intelectual racional e fragmentação do mundo. Os ocidentais perderam o acesso a suas raízes, até mesmo nas antigas catedrais, que hoje precisa do dinheiro para ser visitadas, tendo o comércio substituindo a religião. Dahlke acredita que o ocidente esteja em um ponto de transição e redescobertas, revivendo o mandala na arte e recurso de meditação, despertando-se para nova vida, com a oportunidade de se voltar para dentro, para o centro, para si, para o que é sagrado.

Em relação a essa diferença entre ocidente e oriente, em relação ao sagrado, e ao contato com o si mesmo Jung (2013b) assevera que a dificuldade do ocidente aparentemente é de ordem psicológica, longe do contato com as inferioridades espirituais, o que dá pouca resistência às epidemias psíquicas. No ocidente, o comportamento cristão demonstra que a conquista dos bens profanos vem de sua relação externa com a religião, mantendo relação extrovertida em sua atitude religiosa, não permitindo o contato com o que está dentro. Jung destaca que a psicologia analítica pode possibilitar a relação com o inconsciente, e com o simbolismo permitir o contato com as deficiências e desorganização da atitude consciente. Técnicas analíticas, ao promover contato com as compensações inconscientes geram mudanças de atitude em novo nível de consciência, que não seria possível sem a técnica, possibilitando a orientação das ideias e dos sentimentos. A consciência defronta-se com novo aspecto da psique, entrando em um processo que gera outros conflitos ao resolver o conflito original. Essa passagem do inconsciente para o consciente mediante a confrontação dos opostos permite o processo de função transcendente, um caminho para o acesso ao espírito.

A partir dessa reflexão, pode-se pensar que uma maneira desse processo acontecer seja por meio da técnica da criação de mandalas. Esse livro traz a possibilidade da confecção de mandalas como ferramenta para a reorganização do idoso que se encontra em constantes mudanças e em condições variadas atualmente, devido às questões emocionais, físicas e sociais, o que será abordado no próximo capítulo.

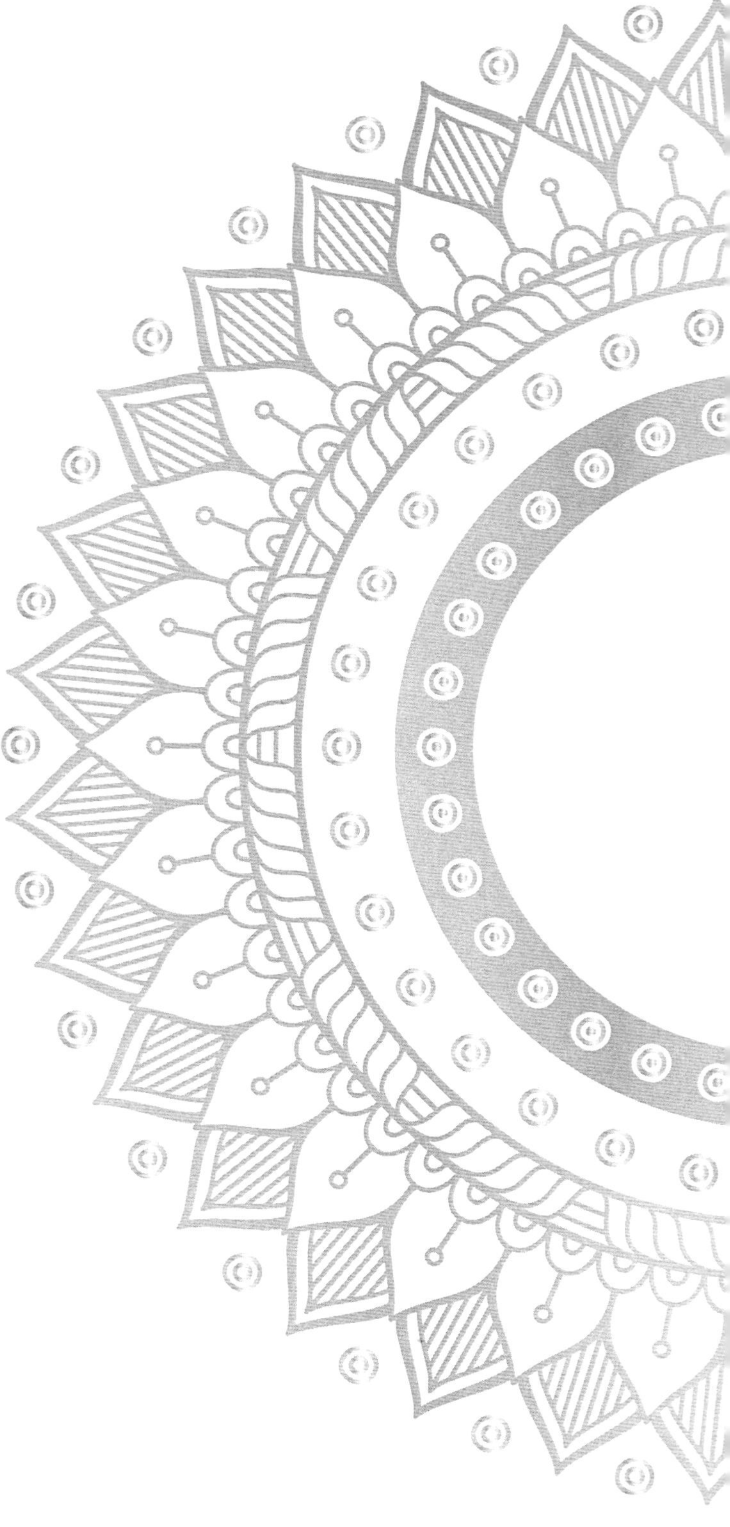

CAPÍTULO 3

ANÁLISE DA CONFECÇÃO DE MANDALAS COMO FERRAMENTA PARA REORGANIZAÇÃO MENTAL DO IDOSO

Antes de tratar ou fazer análise do idoso e sua relação com a confecção de mandalas, será importante abordar as condições do idoso na contemporaneidade, que além das mudanças biológicas passa também por mudanças e conflitos emocionais. Há aqueles que vivem a demência, o esquecimento, a mudança de lar, o abandono dos familiares, a dor interna causada pelos ressentimentos e histórias de vida, além da consciência da aproximação da morte.

Segundo Kast (2013), desperta-se nos idosos o sentimento da idade avançada, arquetipicamente alicerçada pela imagem do velho sábio ou da velha sábia, ou ainda pela imagem da morte, o que causa temor. O indivíduo desconectado apresenta lacunas de memória, percepções falsas, e a orientação espaço temporal é reduzida. O idoso pode ter o cuidado com a própria vida, voltando-se internamente para o *Self*.

Encara-se e vive-se o envelhecer tal qual uma etapa da vida que se assemelha a dificuldades, limitações e doenças. É comum ter-se resistência em aceitar essa fase, planejar o futuro ou viver com mais independência e qualidade de vida. Há uma incidência de doenças e incapacidades. Olhar para essa perspectiva causa dor, medo e angústia, ao ir de encontro com as perdas vividas durante esse processo (força física, aparência, abandono da família, saída do mercado de trabalho, perda afetiva com a morte de entes queridos e solidão).

O modelo cultural, de acordo com Batista (2014), faz-se negar o conhecimento dos aspectos naturais que se vive na velhice para valorizar as experiências do mundo exterior, sobretudo no que diz respeito à produtividade, vitalidade física e beleza. Para a autora, os próprios idosos se desvalorizaram ao aceitar as limitações como entraves na vida cotidiana. Sentem que o futuro não existe, vivendo um passado sem a capacidade de sonhar, deixando o amanhã sem perspectivas.

O mundo contemporâneo enfatiza o consumo de bens descartáveis, sendo descartados também os indivíduos que não atendem às necessidades e expectativas do mercado. Mas, ao ser rejeitada essa fantasia de realização que a cultura tem imposto, foge-se da morte e consequentemente se rejeita a velhice, pautada pelo processo unicamente de perdas em detrimento do que poderia ser sagrado, que é ir ao encontro de si mesmo.

Jung (2013b), ao tratar das diferenças do homem oriental e do homem ocidental, permite refletir acerca desse indivíduo oriundo da cultura baseada nas experiências externas. O caminho vivido pelo homem do oriente, preocupado com a sabedoria, propõe viver a introspecção, não considera separar as raízes profundas; o homem interior sempre irá exercer predomínio sobre o homem exterior. Contrariamente, no ocidente elege-se o homem exterior, aquele alienado de sua essência, sempre em estado de má consciência, voltado para a objetividade, que prioriza a universalidade da vida em troca de um objetivo dito ideal, valorizando o novo que é externo, mas não no despertar de nova consciência.

De acordo com Sinay (2012), em nossa cultura o homem converteu a morte em inimiga da vida, tentando escapar dela por todos os meios, e alcançar a imortalidade. Para Sinay, a morte não representa um problema, pois se assim fosse haveria solução como há para todos os problemas; para ele a morte é um mistério que com ele se convive, pois promove transcendência e grandeza à existência humana. Com o aumento da expectativa de vida temos certeza da velhice, tendo de ser aceita[3], pois não se trata de injustiça ou algo que nos fazem. Para o autor, viver é transcender ciclos, completar etapas dando sentido à experiência. Não há espaço para uma velhice saudável e íntegra quando se viola a lei da jornada completa, nem mesmo dignifique a morte com uma vida completa. Ao negar a velhice, nega-se a memória, deixa livre o que se tem mais profundo da espécie. Temem viver aqueles que têm medo de progredir com o tempo.

"No afã de não envelhecer, de escapar da morte, acaba-se por fugir da vida."

(Sinay, 2012 p. 133)

Esse conjunto de fatores, anteriormente apresentados, determina um comportamento intolerante contra os idosos na sociedade, manifestando-se no próprio idoso que se mostra intolerante consigo mesmo, o que o leva a adoecer a cada dia ao se rejeitar e não se permitir viver a interiorização do envelhecer, seu verdadeiro sentido, transformando valores e possíveis mudanças

---

3. Aceitação significa entender que o final da nossa adolescência, a chegada da nossa vida adulta e a marcha para a velhice não são acidentes, que diante do seu desenvolver não nos podemos sentir surpreendidos, nem é válida (ainda que possa ser absurda) a queixa. (Sinay 2012, p. 67)

interiores, o que pode dar novo sentido à vida amenizando doenças mentais e emocionais.

> 'O ser humano não chegaria aos setenta nem aos oitenta anos se essa longevidade não fizesse sentido para a espécie. Por isso o entardecer de sua vida deve ter também um sentido e um objetivo próprio, e não pode ser um simples e miserável apêndice da manhã', disse Jung. Aferrar-se a rituais que já cumpriram suas funções, crer que se pode ganhar uma transfusão de juventude em um centro cirúrgico, ao volante de um carro esportivo, nos braços de alguém que poderia ser nosso filho ou nossa filha, tentando converter-se em um superatleta, banhando-se em dinheiro e posses, não são, portanto, mais do que tentativas vãs de converter o entardecer da vida em 'um simples e miserável apêndice da manhã'.
>
> (Sinay 2012, p.67)

Torna-se visível que a pessoa idosa apresenta tendência a se recolher e olhar para trás, desvalorizando o presente e sem qualquer expectativa de futuro, o que bloqueia o fluxo da vida permanecendo em constante insatisfação e em típicos comportamentos da idade citados anteriormente, esperando a morte. Deixando de viver o presente e de se perceber enquanto indivíduo capaz de viver a velhice, dando espaço para se aproximar a cada dia da morte, prendendo-se ao que se "perde" com o tempo.

É possível que esse estado em que se apresenta o idoso, igualmente a sociedade que deseja prolongar indefinidamente a adolescência, como bem nos coloca Sinay (2012), seja um fator importante para a desorganização mental de idosos. Torná-los conscientes, presentes, vivendo o poder do agora, principalmente aceitando a velhice e a morte simbólica, pode ser um caminho para uma vida mais organizada, leve e equilibrada.

É importante também salientar a ideia de desorganização mental em idosos trazida pela demência, muito comum hoje. Em estado de demência, o idoso além de lidar com as fraquezas e sentimentos naturais que surgem, entra em contato com as características esperadas do Alzheimer, por exemplo, que será abordado pelo fato de representar boa parte da desorganização do idoso.

Para Epel e Serra (2009), o Alzheimer é a doença mais comum dentre as demências, uma vez que provoca a perda da memória recente e evolui para a memória do passado, altera o julgamento, raciocínio e autonomia. Além dessas citadas, como pré-requisito para o diagnóstico, o indivíduo precisa ter mais uma dificuldade, no mínimo: prejuízo na linguagem, nas capacidades motoras complexas, reconhecimento de objetos e prejuízo no planejamento, organização, sequência e abstração. Para as autoras (p.153), "é muito degradante para o idoso identificar-se com o estereótipo do 'velho', sobretudo do 'velho caduco'."

Uma em cada 20 pessoas pode ter a doença de Alzheimer a partir dos 65 anos, e a partir de 85 anos a chance é duas vezes mais, assevera Ohy (2013). A doença é incurável, sendo possível apenas retardar seu avanço. O processo é degenerativo, tornando-se gradualmente mais difícil processar informações. Caso não haja qualquer tratamento, o cérebro pode ser tomado pela doença em dois anos. O indivíduo que já teve o desenvolvimento intelectual normal e passa a ter comprometimento cognitivo pode ser considerado um paciente portador de demência. Essas perdas intelectuais trazem prejuízos à identidade do *ego;* o *self* vai sendo gradativamente apagado. São características marcantes da doença: sentimentos de raiva, desconfiança, medo, frustração, ansiedade, tristeza e depressão. Por sua vez, oportunizar a expressão faz parte do processo acolhedor que se deve com esses idosos.

Perante a oportunidade do fazer artístico na vivência terapêutica, os idosos são capazes de realizar expressões como em qualquer outra idade. Para a manutenção e recuperação da saúde emocional do sujeito, a expressão criativa torna-se fundamental. (Coutinho, 2015)

Ohy (2013) compara o idoso com criança em relação à autonomia, sendo necessário o auxílio de outra pessoa. O uso de recursos expressivos com os idosos desorganizados auxilia a comunicação e trabalha a autonomia na medida em que se torna independente do terapeuta, com capacidade de imaginar o futuro e ressignificar o passado. As intervenções em grupo com esse público irão estimular as funções cognitivas, reduzir algumas incapacidades do quadro e ampliar a qualidade de vida, dando-lhe suporte emocional e fortalecimento do corpo e da mente, o que resulta no distanciamento da depressão, do isolamento e da morte social.

Nesse contexto do processo terapêutico, que poderá ser realizado em grupo ou individualmente propondo a confecção de mandalas, é imprescindível pensar no vínculo do idoso com o terapeuta. Epel e Serra (2009) salientam que a relação deve ser de acolhimento e respeito nesse momento de extrema fragilidade e vulnerabilidade em que vive o idoso. É importante dar-lhe segurança para entrar em contato com seus sentimentos e sensações, muitas vezes dolorosos. O afeto mútuo que se cria será o fio condutor do processo, o idoso vive uma ativação amorosa, disponibilizando-se para o trabalho.

Nessa relação aberta ao processo de construção de mandalas cria-se um espaço de proteção e concentração, um espaço sagrado que possibilita a integração emocional, a ordem e a harmonia, uma forma de explorar os sentimentos dos idosos e principalmente permitir a reorganização.

Catarina (2011) explica que o mandala orienta e direciona um processo terapêutico, nesse círculo aparecem as verdades que estão na psique, e que isso é conhecer-se. Representa um mundo vivo, um legado deixado pela natureza, um meio de colocarmos dentro dele nosso mundo interno, a verdade interior. Além de todo o significado e importância do símbolo do círculo, as cores utilizadas nos mandalas podem sugerir alguma influência, uma combinação de emoções entre o interno e o externo do indivíduo durante a confecção, como um espelho da alma. Assim, a autora reúne em sua obra uma análise das cores que podem simbolizar aspectos positivos e negativos conforme forem usadas.

De maneira geral, as cores podem apresentar diferentes significados. Vermelho, cor de energia e estimulante; o uso elevado pode dizer impulsividade, nervosismo, confusão e desespero; a ausência indica passividade e inadequada autodefesa. Laranja traz em si a energia do vermelho e luz do amarelo; seu uso elevado revela inquietação e necessidade de satisfação e anseios.

O amarelo é mudança, reflete luz, produtividade, ação e sociabilidade; representa o masculino, o intelectual, alegria, desinibição; o pouco uso indica uma pessoa presa a normas sociais, sem espontaneidade. O verde indica relações com pessoas e natureza, vida em potencial, recupera a harmonia; pouco uso indica insensibilidade, incapacidade de contato com pessoas, pouco expressivas, fechadas em si próprias. Azul-claro, o manto de Nossa Senhora, indicia verdade, fidelidade e imortalidade; uso elevado considera-se frieza afetiva.

O azul anil, por sua vez, simboliza calma, profundidade de sentimentos, verdade, confiança e entrega; uso excessivo encontra-se em pessoas com sérios problemas maternos de infância. Violeta representa dupla natureza de espírito, transcendência, transmutação, fortificação e equilíbrio; pouco uso ou ausência traz desinteresse pela vida e vazio afetivo; o uso elevado indica ansiedade.

Branco é a união de todas as cores, simboliza vínculo entre as almas, renascimento espiritual; uso elevado indica frieza, vazio, ou paz, pureza, leveza espiritual. O preto é o que está oculto, pode indicar conteúdos inconscientes profundos; extremo do branco. O marrom representa o primitivo do desenvolvimento, importância ao lar, casa, segurança, ligada à intuição; em excesso traz depressão e melancolia e positivamente vem a produtividade. Cinza significa a capacidade de julgamento. É a neutralidade entre o preto e o branco; o uso elevado representa negação, cegueira psicológica. Segundo a autora, as cores precisam ser observadas e analisadas com suas associações. Analisar a junção das cores torna-se fácil compreender aquele indivíduo no momento da confecção do mandala e o uso das cores.

A confecção de mandalas permite a cura de cicatrizes que podem vir desde a infância e que agem feito velhas feridas emocionais. Nesse sentido, o processo de confecção de mandalas torna-se terapêutico, voltando-se para dentro, para a essência que é eterna. O mandala, círculo sagrado, vindo de tempos remotos que reúne tantos significados, terá um sentido particular para quem o criou; pelo encontro com o *Self* dará ordem e equilíbrio ao autor. (Catarina, 2011)

O simbolismo do mandala irá favorecer o idoso ao confeccioná-la com o objetivo de elaborar aspectos da velhice e ampliar a consciência; pode apreciar e significar a verdadeira fonte arquetípica, passando pelos caminhos de relação entre consciência e inconsciência. Pode acessar a memória do passado e por desejos não realizados, tendo a oportunidade de redescobrir-se, gerando integração e elaborações, além de viver o momento presente, reconhecer-se e se aceitar como idoso, resgatando desse modo a autoestima.

Além do simbolismo do mandala, cores e vínculo com o terapeuta, o idoso pode beneficiar-se com os materiais utilizados para a confecção. Os materiais expressivos possuem propriedades terapêuticas que podem despertar habilidades adormecidas. Cada material irá provocar sentimentos e emoções diferenciados. Em linhas gerais, materiais secos podem ser difíceis, pois além da coordenação motora envolve atenção, concentração e contato com a realidade. As tintas acessam as emoções. "Quando a pintura flui, fluem ali emoções e sentimentos expressados". (OHY, 2013 p. 148). Os materiais tridimensionais permitem emergir algo interno, experiências interiores que ganham sentido quando se molda, ganha forma e se materializa.

Considerar que o mandala organiza, tranquiliza leva-nos ao centro e ao contato com o arquétipo da totalidade. Ao confeccioná-la, o idoso desviará o foco em que geralmente vive, o arquétipo da morte por exemplo, e passará a integrar a consciência e a inconsciência nesse processo cuja busca de seu próprio interior deva ser maior e mais significativa, comparando-se à busca externa ansiosamente seguida pela sociedade contemporânea.

A confecção de mandalas, associada à questão do vínculo terapêutico, de materiais expressivos mais o significado das cores garantirá ao idoso usufruir de seus benefícios de organização que se perfazem pelo acalmar da mente, diminuição da ansiedade, expressão e reconhecimento de conteúdos integrando-os à consciência. Com o próprio olhar, o idoso poderá encontrar em seu mandala um significado particular, que vai ao encontro do *Self*, dando sentido, atenção, equilíbrio e ordem necessária àquele momento.

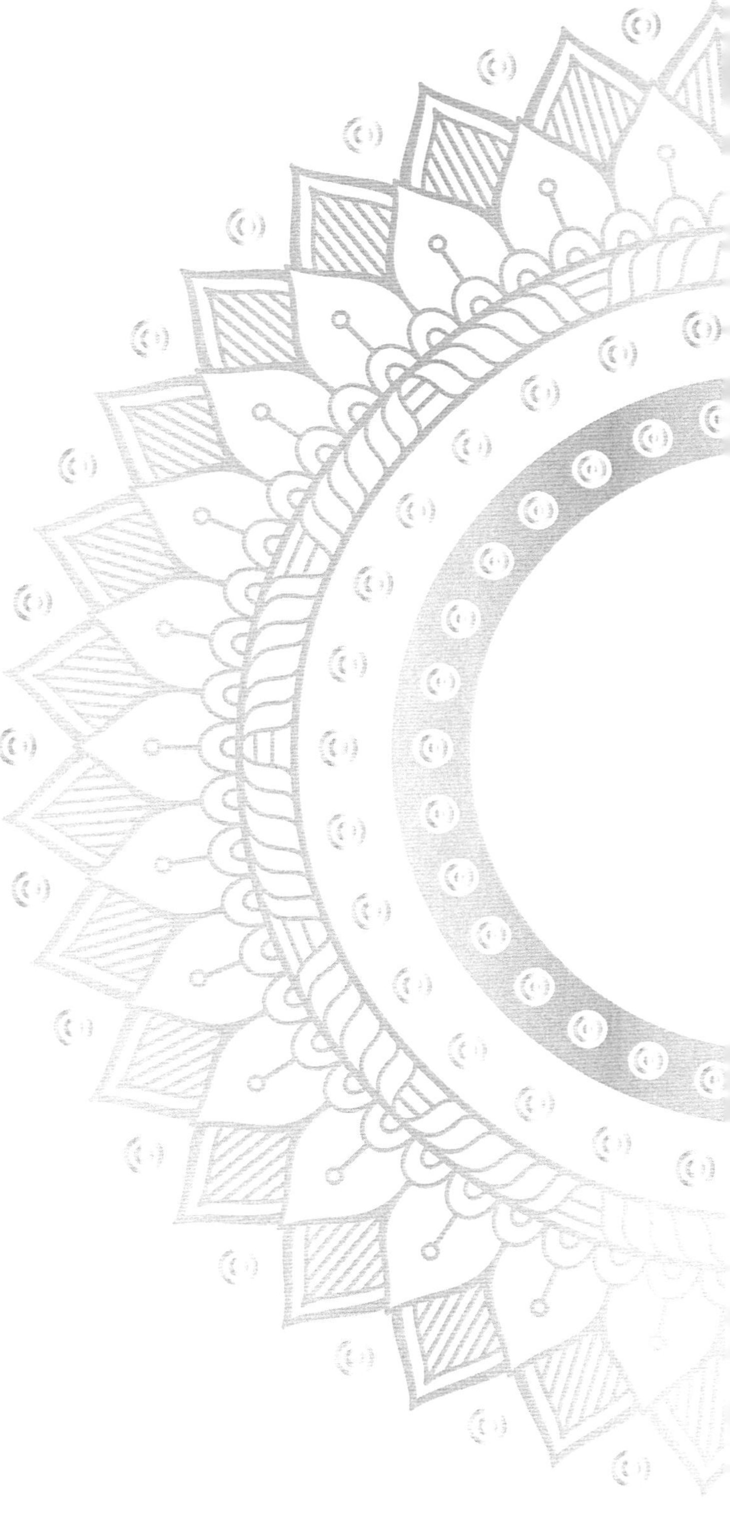

CONCLUSÃO

A elaboração deste livro partiu da observação da prática arteterapêutica realizada com idosos. Em determinada situação, uma idosa totalmente desorganizada e agitada, perante a fatos do passado, como se estivessem ocorrendo naquele momento, diante de materiais expressivos e papel em forma circular, tranquilizou-se, entrando em estado de harmonia. E o questionamento surgiu pontualmente: Será que a confecção de mandala pelo idoso pode melhorar sua reorganização mental?

A escrita do livro norteou-se pelas contribuições da psicologia analítica, conceitos e estudos sobre mandalas e idosos na contemporaneidade. A psicologia analítica facilitou o entendimento da importância e significado do símbolo do círculo como integrador do desconhecido entre o inconsciente pessoal, coletivo e a consciência, em um processo de desenvolvimento psíquico que pode promover transformação, e os idosos podem se reorganizar melhor ao confeccionar mandalas.

O mandala, chamado por Jung de círculo mágico, é símbolo de integridade que nos leva ao movimento de interiorização. Com toda sua simbologia pode proporcionar na psique ordenação com um movimento interno. Quem o observa é levado ao centro, explorando camadas e níveis mais profundos. Ao centro encontra-se um ponto com características de totalidade, pois o centro é o todo, e o círculo é o ponto expandido desse todo; ao sentir em sintonia com o arquétipo de totalidade, o *Self* é ativado. A *psique* humana pode se ordenar, alcançando o equilíbrio, cuja possibilidade de integração das polaridades aparentava-se pouco provável, a partir do momento que promove experiências internas. Tem poder curativo, promove a criatividade e harmonia.

O mandala é muito utilizado como instrumento de meditação, evolução espiritual e relaxamento. A confecção do mandala permite levar ao centro; é possível centrar-se, sentir-se em contato com algo vivo, sagrado, único e perfeito.

Entende-se que o mandala é considerado perfeito em sentido com o que é sagrado. O uno no círculo, tríade (Pai, Filho e Espírito Santo) representada no triângulo e o quarto elemento no símbolo do quadrado que se integra com a matéria, consciência e volta a ser uno, único, círculo perfeito.

A presença do quadrado transmite a tomada de consciência da integridade. O mandala preenche como se algo maior estivesse lá, que é a imagem de Deus, *o Self*. Entende-se que um ponto é o divino; dois pontos o sagrado e profano, a existência dual; três que formam o triângulo, tríplice, é a totalidade em movimento, ponto que liga o sagrado e o profano, e o quatro a imagem completa, base da natureza concreta. Assim a soma de 1+2+3+4=10, o ciclo completo que se volta a ser Uno, o círculo um símbolo de transformação. Um símbolo luminoso que pode se apresentar na expressão criativa, nos sonhos, imaginação ativa e fantasias. Sendo esses níveis mais profundos, permite que o indivíduo entre em contato com conteúdos ainda inconscientes para integrá-los à consciência.

Ao pensar no idoso na contemporaneidade, além das mudanças biológicas, ele passa por mudanças e conflitos emocionais, como a não aceitação da velhice e morte. Alguns vivem com a demência, por exemplo o Alzheimer, vivem a desorganização mental, perdas da capacidade cognitiva e motora, ressentimentos acumulados ao longo da vida, tristeza pela desvalorização do idoso em nossa cultura. O modelo cultural valoriza as experiências externas, baseia-se em produtividade, vitalidade física e beleza, um aspecto que desconsidera a velhice. Os idosos passam a aceitar essa fantasia e negam a morte, enquanto poderiam transcender ciclos, completar percursos, descobrir o verdadeiro sentido da experiência, perceber a morte como um movimento necessário para o conhecimento e contato com o *self*.

Diante das considerações do idoso, foi abordado a desorganização mental que se passa na demência e no Alzheimer, por exemplo, que se inicia com a memória comprometida e recebe outras complicações com o tempo, levando o idoso a viver com o estereótipo do "velho caduco". As perdas intelectuais trazem prejuízos na identidade do *ego*, que faz o idoso viver apagando a si mesmo.

Juntamente às dificuldades culturais e físicas que o idoso passa a ter, ele igualmente alimenta sentimentos de raiva, tristeza, solidão, morte, desamparo, depressão, insegurança, ansiedade, medo e frustração. Desse modo, o processo criativo na confecção de mandalas poderá permitir ao idoso entrar em contato com tais questões, trazendo-lhe organização, expressão e elaboração dos sentimentos aflorados no momento, além de poder integrá-los à consciência em um movimento único de transcendência e encontro com a totalidade.

Ao construir um mandala o idoso poderá criar um espaço de proteção, lugar central da alma, um espaço sagrado em que tudo se ordena e se relaciona, uma expressão de conteúdos internos sem possibilidade de acesso direto. Dessa forma, o trabalho tornou-se significativo, considerando-se os benefícios trazidos aos idosos ao confeccionar mandalas e usá-las de instrumento de acesso ao mundo interno.

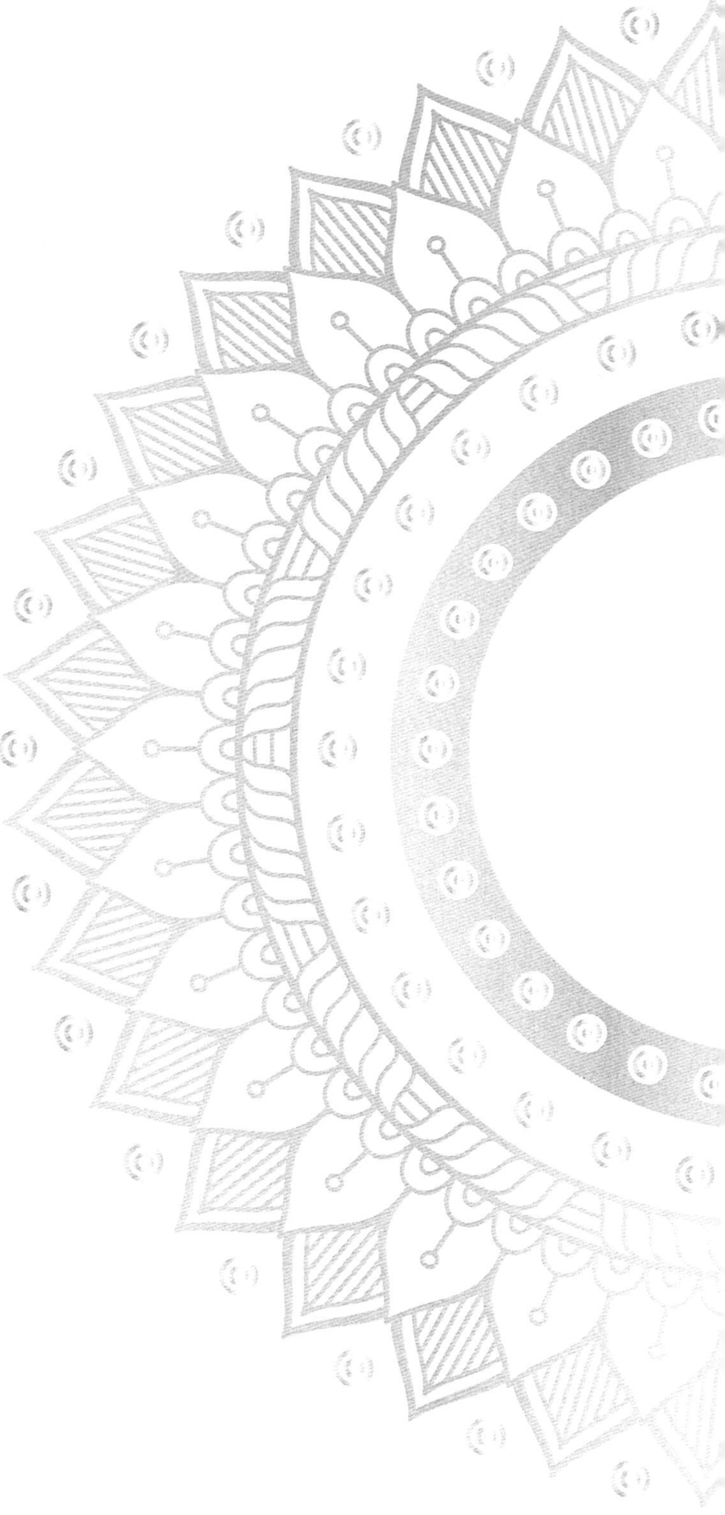

MANDALAS

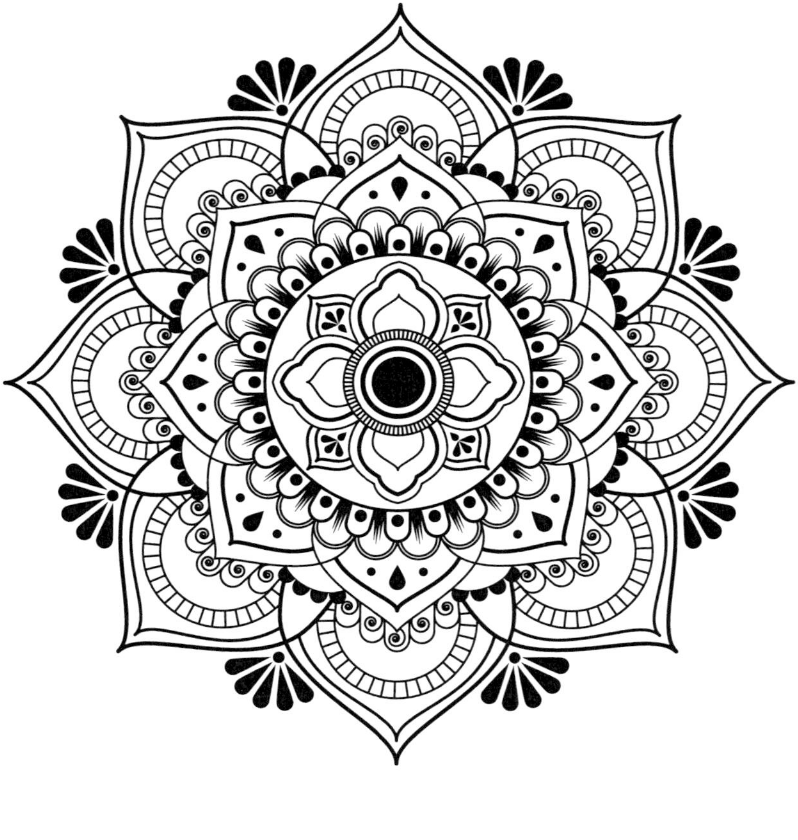

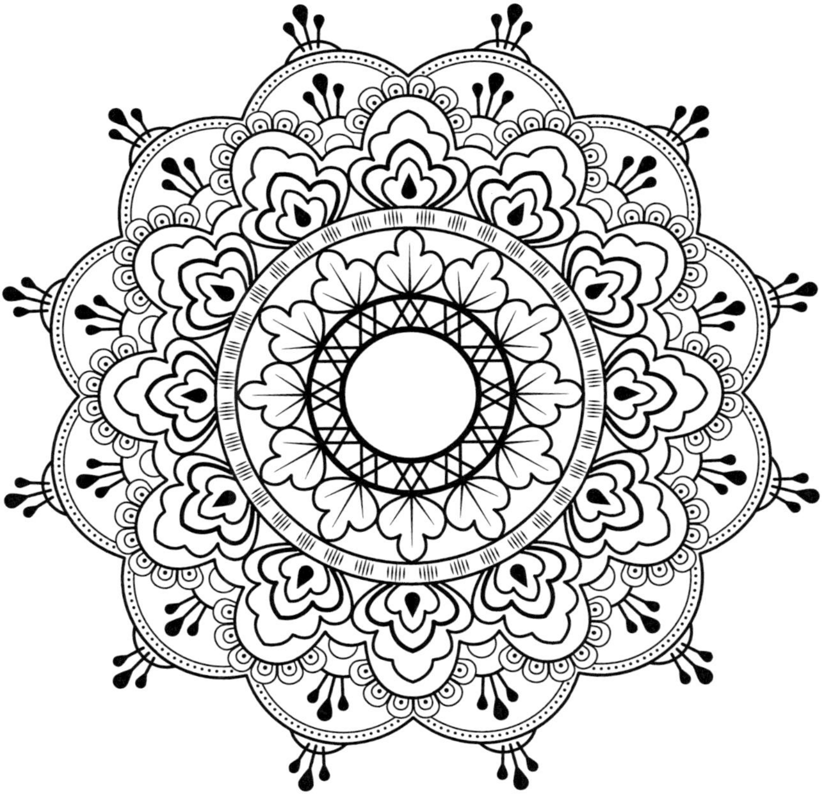

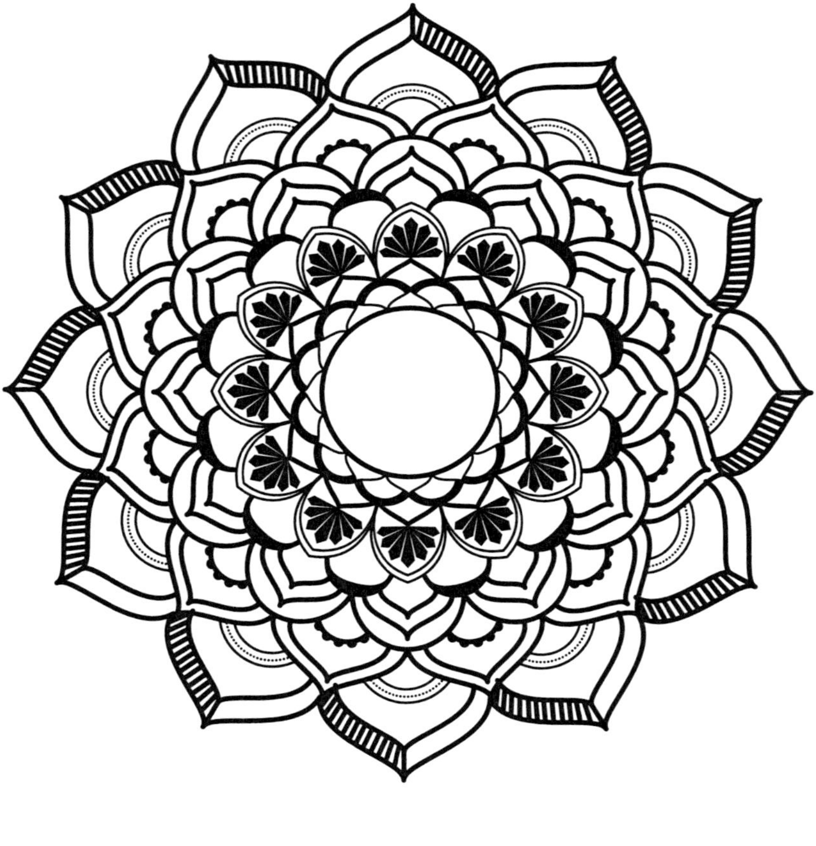

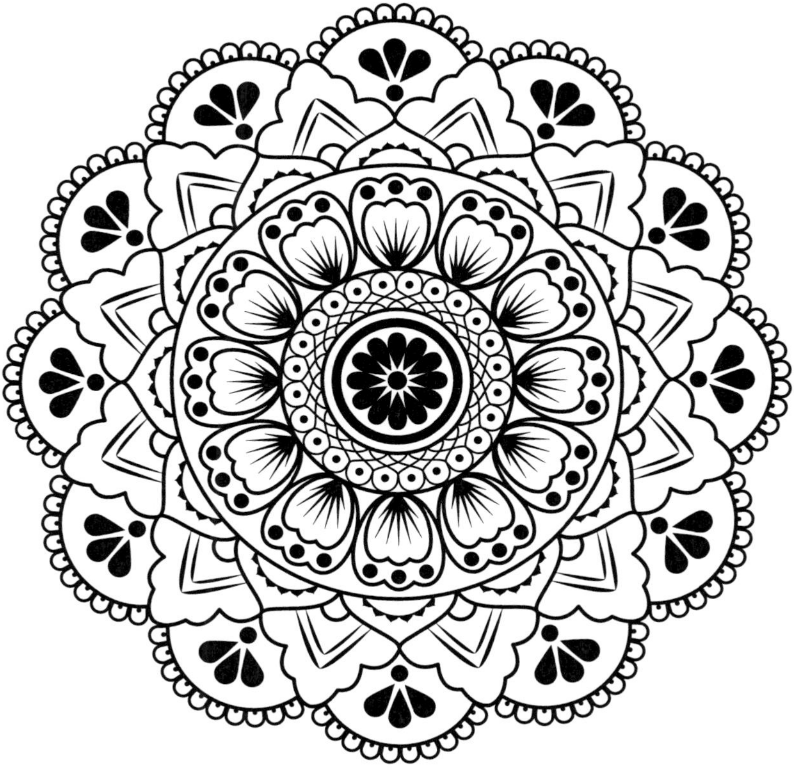

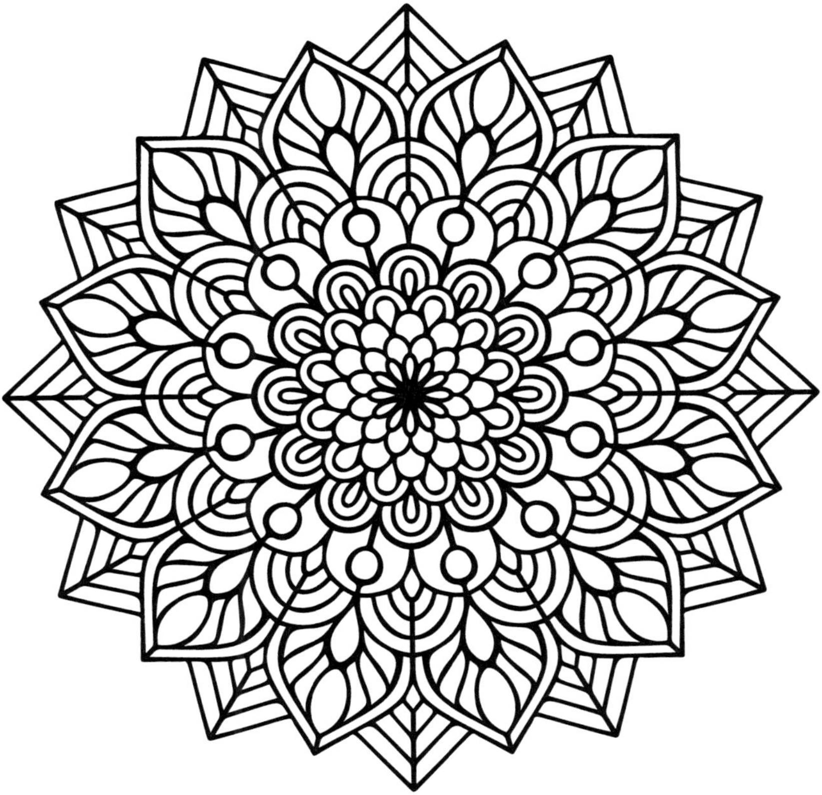

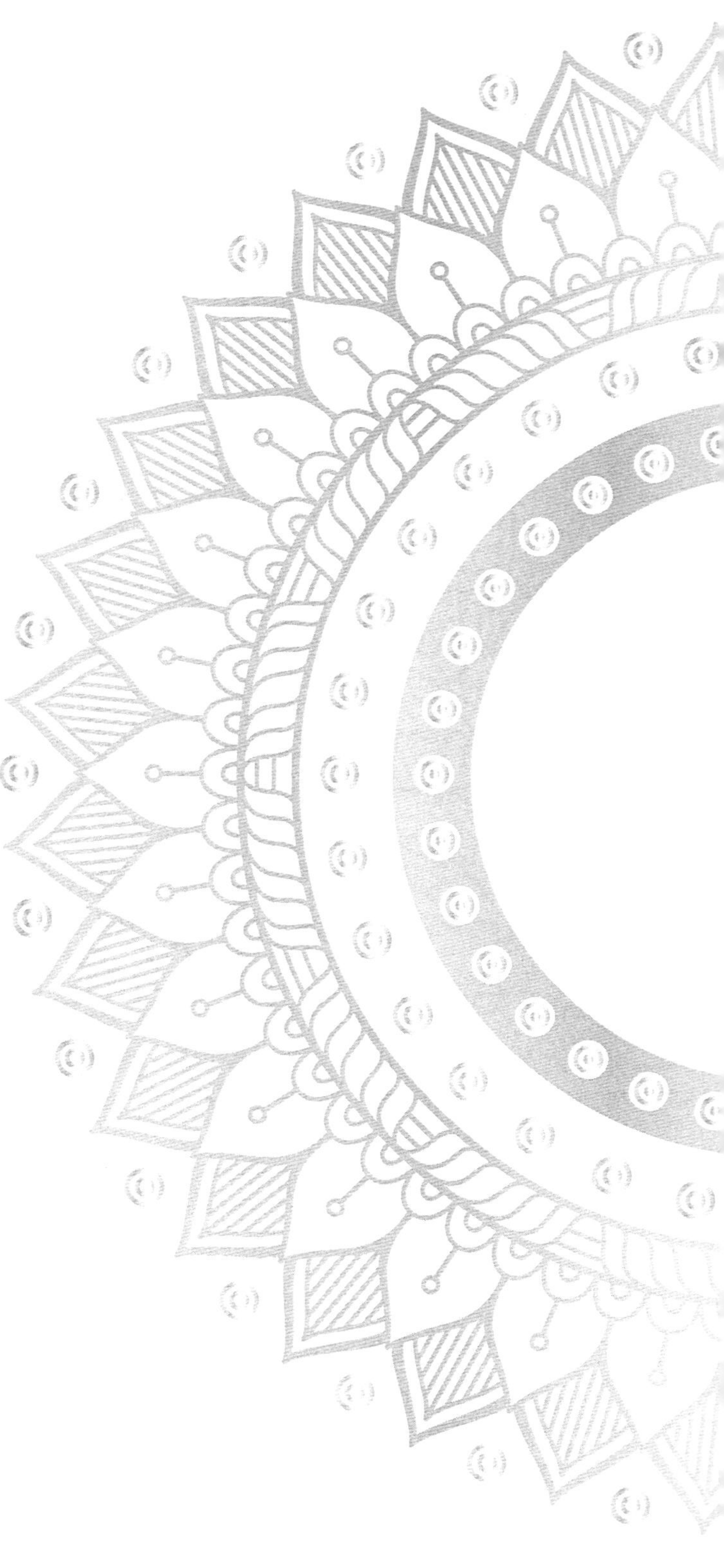

REFERÊNCIAS BIBLIOGRÁFICAS

BATISTA, Luciana Silvestre. *Arteterapia: recurso terapêutico na adolescência e na terceira idade***.** In MANSO, Glícia (Org). *Intervenções clínicas com arteterapia*. Rio de Janeiro: Walk Editora, 2014. P. 185-209.

CARNEIRO, Celeste. *Mandalas: a arte de centrar-se*. In MACIEL, Carla;

_____. *Diálogos criativos entre a arteterapia e a psicologia junguiana*. Rio de Janeiro: Walk, 2012. P.190-198.

CATARINA, Maida Santa. *Mandala: o uso na arteterapia*. Rio de Janeiro: Walk, 2011.

CHEVALIER, J.; GHEERBRANT, A. *Dicionário dos símbolos*. Ed. 26, José Olympio: Rio de Janeiro, 2012.

COUTINHO, Vanessa. *Arteterapia com idosos: ensaios e relatos***.** Rio de Janeiro: Walk Ed., 2015.

DAHLKE, Rüdiger, *Mandalas: formas que representam a harmonia dos cosmos e a energia divina***.** São Paulo: Pensamento, 2007.

EPEL, Bianca; SERRA, Cristina. *Arteterapia em grupos de idosos com demência: reafirmando a existência e o sentido da vida*. In DINIZ, Ligia. Cadernos da AARJ; 1. *Estudos em Arteterapia: diferentes olhares sobre a arte* / Associação de Arteterapia do Rio de Janeiro. Rio de Janeiro: Walk Editora, 2009. P. 151-173.

FRANS, Von. *O processo de individuação*. In. JUNG, Carl Gustav. *O homem e seus símbolos*. Rio de Janeiro: Nova Fronteira, 2008. P. 207-308.

HOPCKE, Robert H. *Guia para a obra completa de Jung*. Petrópolis, RJ: Vozes, 2012.

JAFFÉ, Aniela. *O Simbolismo nas artes plásticas*. In JUNG, Carl Gustav. *O homem e seus símbolos*. Rio de Janeiro: Nova Fronteira, 2008. P. 309-415.

JUNG, Carl Gustav; WILHELM, R. *O segredo da flor de ouro: um livro de vida chinês*. Ed. 12. Petrópolis, RJ: Vozes, 2007.

JUNG, Carl Gustav. *Psicologia e alquimia – Volume 12*. Petrópolis, Rio de Janeiro: Vozes, 2012a

_____. *Psicologia e religião – Volume 11/1*. Petrópolis, Rio de Janeiro: Vozes, 2012b

_____. *Psicologia do inconsciente – Volume 7/1*. Petrópolis: Vozes, 2013a.

_____. *Psicologia e religião oriental – Volume 11/5*. Petrópolis: Vozes, 2013b.

____. *Os arquétipos e o inconsciente coletivo – Volume 9/1* Petrópolis, Rio de Janeiro: Vozes, 2014.

____. *O eu e o inconsciente – Volume 7/2*. Petrópolis: Vozes, 2015.

KAST, Verena. *A dinâmica dos símbolos: fundamentos da psicoterapia Junguiana*. Petrópolis, RJ: Vozes, 2013.

OHY, Julina Bastos. *A doença de Alzheimer e a arteterapia: benefícios terapêuticos trazidos pelo grupo e a experimentação de recursos plásticos*. In DINIZ, Lígia. Cadernos da AARJ; 3. *Estudos em Arteterapia: a arte e a criatividade promovendo saúde*. Associação de Arteterapia do Rio de Janeiro. Rio de Janeiro: Walk Editora, 2013. P. 137-154.

SILVEIRA, Nise da. *Imagem do inconsciente*. Petrópolis, RJ: Vozes, 2015.

SINAY, Sergio. *A sociedade que não quer crescer: quando os adultos se negam a ser adultos*. Rio de Janeiro: Guarda-Chuva, 2012.